ESSAI DE DIAGNOSTIC

DES

LÉSIONS DES LOBES OCCIPITAUX

PAR

Le Docteur Joseph Boffard

ANCIEN EXTERNE DES HOPITAUX DE LYON
INTERNE DES HOPITAUX DE GRENOBLE
LAURÉAT DE LA SOCIÉTÉ DE MÉDECINE ET DE PHARMACIE DE L'ISÈRE

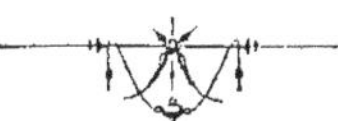

BOURGOIN

IMPRIMERIE RABILLOUD

RUE ST-ANTOINE, 14

1889

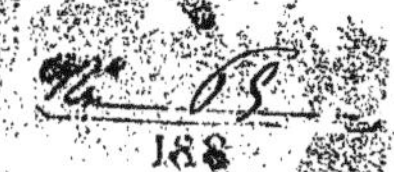

ESSAI DE DIAGNOSTIC

DES

LÉSIONS DES LOBES OCCIPITAUX

———

ESSAI DE DIAGNOSTIC

LÉSIONS DES LOBES OCCIPITAUX

PAR

Le Docteur Joseph Boffard

ANCIEN EXTERNE DES HOPITAUX DE LYON
INTERNE DES HOPITAUX DE GRENOBLE
LAURÉAT DE LA SOCIÉTÉ DE MÉDECINE ET DE PHARMACIE DE L'ISÈRE

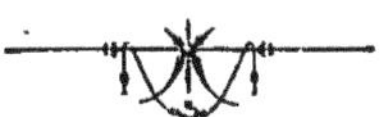

BOURGOIN

INPRIMERIE RABILLOUD

RUE ST-ANTOINE, 14

1889

INTRODUCTION

Ayant eu l'occasion d'observer a l'Hôtel-Dieu une malade, chez laquelle M. le professeur Teissier avait porté le diagnostic probable de lésion du lobe occipital, nous avons, sur le conseil de ce maitre éminent, fait des recherches ayant pour but de déterminer les caractéres cliniques de cette lésion.

La marche que nous avons suivi a consisté à réunir le plus grand nombre possible d'observations avec autopsie, à les analyser, à les comparer, puis à mettre en relief les caractéres qui peuvent servir au diagnostic.

Les signes cliniques que nous avons relevé se classent, selon leur groupement naturel, en :

1º Troubles de la motilité ;
2º Troubles de la sensibilité générale ;
3º Troubles trophiques et vaso-moteurs ;
4º Troubles des fonctions visuelles.

Chacune de ces divisions fera l'objet d'un chapitre de notre travail.

Par le quatrième chapitre, notre sujet se rattache à la question si intéressante des localisations cérébrales. Les physiologistes déjà avaient signalé le centre de la vision dans les lobes postérieurs du cerveau ; dans ces dernières années, les cliniciens à leur tour, rassemblent des faits qui tendent à préciser le siége de ce centre dans certains points des lobes occipitaux.

Avant d'entrer en matière, notre premier devoir est de remercier M. le Professeur Teissier de la constante bienveillance qu'il nous a témoignée, de la libéralité avec laquelle il a mis à notre disposition sa riche collection de faits cliniques, enfin d'avoir bien voulu accepter la présidence de notre thèse inaugurale.

Notre excellent ami Sigaud, a droit à toute notre gratitude pour les bons conseils qu'il n'a cessé de nous donner dans le cours de ce travail.

CHAPITRE I

Troubles de la motilité

Du dépouillement des observations qui entrent dans notre sujet, nous dégageons, en ce qui regarde les troubles de la motilité, les particularités suivantes :

L'absence de tout trouble moteur a été notée dans neuf observations ;

L'hémiplégie a été relevée 17 fois ;

La paralysie faciale, 4 fois ;

Des convulsions épileptiformes se sont produites dans six cas.

La clinique et l'expérimentation sont d'accord pour placer la région occipitale bien en dehors de la zone motrice ; nous devons donc déjà soupçonner que les troubles moteurs, quand ils se sont montrés, n'appartenaient pas en propre à la lésion du lobe occipital. Il était bon toutefois de rechercher si quelque caractère spécial dans le mode d'apparition, dans la concomitance avec d'autres symptômes, etc., nous fournirait un élément de diagnostic quelconque.

Nous citerons tout d'abord un certain nombre d'observations, où des lésions même étendues des lobes occipitaux ne se sont accompagnées d'aucun trouble moteur, puis nous passerons successivement en revue les cas dans lesquels on a relevé soit de l'hémiplégie, soit de la paralysie faciale, soit des convulsions épileptiformes.

1° — *Cas avec absence de phénomènes moteurs.*

Dans cette première catégorie de cas négatifs, nous citerons les observations suivantes :

OBSERVATION I (1)

Lésion des deux lobes occipitaux — Pas de troubles moteurs ni sensitifs

X..., 33 ans, entré dans le service de M. le Dr Buquoy pour une céphalalgie violente. Les recherches du côté du système nerveux ne révèlent ni affaiblissement musculaire, ni anesthésie. La vue est aussi bonne de l'œil droit que de l'œil gauche. — Mort subite sans avoir jamais présenté ni paralysie motrice, ni anesthésie. Les seuls symptômes constatés ont été la céphalalgie et l'affaiblissement des facultés intellectuelles.

Autopsie : On trouve une tumeur occupant les deux lobes occipitaux et passant de l'un à l'autre à l'aide d'un pont assez mince de substance morbide. Le néoplasme était limité dans chaque lobe: en avant, par le pli qui va former le corps bordant ; en arrière, par un plan vertical passant par la scissure perpen-

___

(1) Léger — Soc. anat. 10 nov. 1876.

diculaire interne. En haut et en dehors elle avait envahi dans
toute son étendue le plancher du prolongement occipital du
ventricule. En bas, elle arrivait jusqu'à la substance blanche
sous-jacente aux circonvolutions inférieures (partie postérieure
des deux circonvolutions sphéno-occipitales) — L'examen mi-
croscopique a montré qu'il s'agissait d'un sarcome.

Cette observation est fort importante en ce qu'elle
montre une lésion des deux lobes occipitaux ne se traduisant par aucun symptôme, non-seulement de la motilité, mais encore de la sensibilité générale ou spéciale.
C'est en somme un exemple de lésion des lobes occipitaux resté absolument latente pendant la vie. Nous en
signalerons d'autres dans le courant de ce travail.

OBSERVATION II (résumée)

(De Boyer, Bull. de la Soc. anat. 1877, p. 612)

Garçon épileptique de 14 ans, n'ayant jamais présenté de
paralysie motrice, ni rien qui fit supposer qu'il eût des troubles
hémilatéraux de la sensibilité (l'examen n'avait d'ailleurs pas
porté particulièrement sur ce point.)

Autopsie : Tout le lobe sphéno-occipital est occupé à la base
par un gros kyste qui siége au-dessous de la pie-mère et péné-
tre dans la substance cérébrale. Il s'agit des restes d'un ramollissement qui ne va pas tout à fait jusqu'à l'extrémité postérieure
du lobe occipital, mais empiète en avant jusque dans la scissure
de Sylvius.

OBSERVATION III

(De Boyer, Th. doct. 1879, p. 58)

Homme, 82 ans, mort d'ostéamalacie sénile sans paralysie,
ni troubles cérébraux.

A l'autopsie, large plaque jaune, occupant la face interne de l'hémisphère droit et comprenant la moitié postérieure de l'avant-coin, tout le coin et les circonvolutions occipitales internes. L'altération s'étend sur la face externe de .l'hémisphère où elle détruit les circonvolutions situées en arrière de la scissure interpariétale..

OBSERVATION IV

T. Petrina. Ueber sensibilitætstœrungen beim Hirnrindenlæsionen
(Prague, 81 obs. VIII)

Homme, 53 ans. Faiblesse générale et troubles de la vision à la suite d'une chute dans un escalier. Aucun trouble de la motilité. Sensibilité cutanée normale. Mort de pneumonie.

Autopsie : Fissure du crâne à droite de la suture lambdoïde. Méninges injectées. Pie-mère adhérente au lobe occipital droit. Les circonvolutions occipitales externes sont ramollies par places et recouvertes par une nappe néo-menbraneuse qui s'enfonce aussi dans les sillons qui séparent les circonvolutions occipitales. Sur une coupe, la substance corticale des circonvolutions occipitales moyenne et inférieure est colorée en jaune brunâtre.

OBSERVATION V

(Nothnagel, Traité du diag. des M. de l'encéph., p. 807).

Christian K... manœuvre, 40 ans. Affaiblissement progressif de la vue. Céphalalgie persistante et accès de vertige. Pas de troubles de la motilité, ni de la sensibilité, cécité presque complète, papille étranglée ; aucun symptôme d'une lésion en foyer.

Autopsie : A gauche, couche médullaire blanche du lobe occipital occupée par une masse néoplasique molle : la substance cérébrale qui l'entoure est ramollie. La tumeur occupe la circonvolution occipitale moyenne, les circonvolutions temporo-occipitales au dessous du coin dans leur moitié latérale.

OBSERVATION VI

(A. Pitres, Bullet. Soc. anatom. 1880, p, 86).

Tuberculeux n'ayant présenté aucun trouble de la motilité. La sensibilité ne fut pas explorée. A l'autopsie, on trouva dans le lobe occipital droit un abcès du volume d'une grosse noisette, entouré d'une membrane pyogénique épaisse. Destruction de presque toutes les fibres blanches du lobe occipital.

Trois autres observations (Berger, M. Bouveret. M. Rondot) citées dans le cours de cette thèse, nous offrent encore des exemples de lésions occipitales sans troubles moteurs.

2°. — *Cas avec hémiplégie.*

Nothnagel (1) classe ainsi les points de l'encéphale dont les lésions donnent lieu à l'hémiplégie :

1° Portion supérieure ou pédonculaire de la protubérance ;

2° Pedoncule cérébral ;

3° Partie antérieure du corps strié dans le territoire de l'artère lenticulo-striée, ou plus exactement, quand il y a lésion de la capsule interne ;

4° Centre ovale, quand la lésion en intéresse la portion frontale ou centrale ;

5° Surface du cerveau, quand la lésion porte sur les circonvolutions ascendantes, ou sur le lobule paracentral.

---

(1) Nothnagel. — Traité clinique du diagnostic des maladies de l'encéphale. Traduct. de Kéraval. Paris, 1885.

Puis cet auteur ajoute :

« L'hémiplégie peut exister aussi comme phénomène d'arrêt consécutif à une action à distance, quelle que soit la localisation des lésions. En de semblables cas, on doit toujours supposer qu'une des régions énumérées a subi quelque entrave dans ses fonctions. »

Dans les observations que nous allons citer, l'hémiplégie s'explique soit par ce phénomène d'arrêt, soit par troubles circulatoires à distance, soit enfin par des lésions concomitantes intéressant les points énumérés ci-dessus.

OBSERVATION VII

(Beger, Arch. d. Heilk d. XIX, citée par Nothnagel, p. 349)

Fillette de 6 ans. Bras droit complètement paralysé, parésie de la jambe droite. Sensibilité n'est pas supprimée. Deux mois après, amélioration des phénomènes paralytiques. Plus tard, accès de convulsions épileptiformes dans le côté parésié.

L'autopsie révéla une sclérose des circonvolutions occipitales.

Cette observation manque de détails précis, surtout au point de vue nécroscopique. Telle qu'elle est, il nous faut pour expliquer la parésie droite, invoquer une action à distance.

OBSERVATION VIII

Burney Neo (Brain. july 1878, p. 275). Citée par Charcot et Pitres. Revue méd. 83, p. 850.

Femme, 59 ans, parésie des membres à droite. Sensibilité diminuée à droite. Intelligence amoindrie. Céphalalgie.

Autopsie : Gliome, volume d'un œuf d'oie situé dans la substance blanche centrale du lobe occipital gauche et recouvert par les circonvolutions distendues.

OBSERVATION IX

Siemerling, Psych. u. Nervenkr. XXIII, 1887, p. 877.

Femme de 64 ans, atteinte d'hémiplégie droite avec aphasie. La paralysie motrice et le trouble de la parole sont allés en s'amendant. Convulsions épileptiformes. Pupille gauche légèrement dilatée. Paralysie faciale.

Autopsie : foyer de ramollissement à gauche intéressant le lobe occipital dans une grande partie de son étendue. Autre foyer de ramollissement, intéressant la tête du corps strié.

Cette dernière lésion concomitante nous explique la paralysie motrice par compression de la capsule interne; notons qu'elle a été transitoire.

OBSERVATION X (résumée)

Due à l'obligeance de M. le Professeur Teissier

C..., 60 ans, mort au Perron le 15 juillet 1883. Symptômes d'ataxie locomotrice depuis quatre ou cinq ans. Dans ces six derniers mois, phénomènes hémiplégiques transitoires du côté droit. Crises comateuses. Hémianesthésie. Pas de renseignements bien précis sur l'état de la vision. Eschare au sacrum dans les derniers jours de la vie.

Autopsie : Foyer de ramollissement superficiel récent au niveau du lobule paracentral gauche. Deux autres foyers également du côté gauche, l'un au niveau du lobule de l'insula, l'autre à la partie la plus postérieure du lobe occipital. La substance blanche du lobe occipital présente en outre une série de lacunes creusées comme à l'emporte-pièce.

Aucune lésion dans l'hémisphère droit.

Le foyer de ramollissement du lobule paracentral explique les phénomènes hémiplégiques du côté droit.

OBSERVATION XI

Due à l'obligeance de M. le Professeur Teissier

P... Jeanne, 72 ans. Hémiplégie droite. Diminution de la
sensibilité au contact et à la température. Contracture au
membre supérieur surtout. Température locale du bras droit
plus élevée de trois dixièmes de degré de plus que du côté gauche. Larges eschares au sacrum, au pli fessier, aux malléoles et
au coude du côté droit.

Autopsie : Pie-mère épaissie au niveau des lobes frontaux.
Tumeur du volume d'un œuf, de consistance fibreuse, occupant
la partie inférieure et postérieure du lobe occipital gauche.
Autour de la tumeur, substance cérébrale ramollie à l'état de
bouillie semi-molle.

Cette observation est fort importante et nous aurons à
y revenir à propos des troubles trophiques et des phénomènes vaso-moteurs. Pour ce qui est de l'hémiplégie,
elle nous paraît s'expliquer dans ce cas par la lésion
concomitante des lobes frontaux. Elle offre, d'ailleurs,
d'autres caractères que nous ne retrouvons pas habituellement, à savoir la persistance, et l'apparition de contractures.

OBSERVATION XII

Recueillie au Perron, dans le service de M. Teissier

E... Antoinette, 60 ans, entrée le 7 mars 1885, rhumatisante.
Il y a 4 ans, fut prise d'une attaque avec chute et perte de
connaissance ayant duré un quart d'heure. Hémiplégie gauche
avec vives douleurs et contractures. Sensibilité très-émoussée.
Eschare sacrée.

Le 21 février 1886, nouvelle attaque, mort quelques jours après. Autopsie : Inondation ventriculaire. Hemisphère droit : capsule externe détruite. A la surface, dépression marquée avec teinte jaunâtre, s'étendant depuis la coupe de la pariétale ascendante jusqu'à cinq centimètres de l'extrémité du lobe occipital ; foyer de ramollissement superficiel.

OBSERVATION XIII (résumée)

De la collection de M. le Professeur Teissier

L..., 75 ans. A la suite d'une attaque avec perte de connaissance, hémiplégie droite avec aphasie. Au bout de huit jours, la parole et les mouvements sont presqu'entièrement revenus. Rien du côté des organes des sens ni de la sensibilité.

Autopsie : Hémisphère gauche : Foyer ancien d'hémorrhagie, étendu sur toute la longueur de la capsule externe.

Hémisphère droit : Sur la coupe occipitale, dans la substance blanche, vaste et récent foyer hémorrhagique de la grosseur d'une noix.

Le symptôme *hémiplégie* ne peut donc pas, par lui-même, nous fournir un élément de diagnostic des lésions du lobe occipital. Mais, de la lecture de nos observations, se dégagent les particularités suivantes :

1º C'est que l'hémiplégie n'a jamais été complète ;

2º Qu'elle a été souvent transitoire ;

3º Qu'elle ne s'est jamais accompagné de contractures secondaires.

Nous n'insisterons pas sur ce triple caractère de nos hémiplégies, qui découle du siège même des lésions des lobes occipitaux, en dehors de la zône motrice. Mais ce triple caractère, bien que négatif, peut cependant acquérir de la valeur, si nous pouvons trouver à le rapprocher à peu près constamment d'un autre signe positif. Ce signe, nous espérons l'avoir trouvé dans certains troubles visuels, comme nous l'exposerons dans notre quatrième chapitre.

Nous nous contenterons de dire pour le moment :

Lorsqu'une hémiplégie sans contractures, incomplète et qui va en s'améliorant, s'accompagne de troubles visuels particuliers, on peut en faire un signe de présomption en faveur d'une lésion des lobes occipitaux.

3° — *Cas avec paralysie faciale*

Au nombre de quatre :

Dans le premier (obs. de Phocas), ce symptôme s'explique par un ramollissement concomitant de la frontale ascendante.

Dans le deuxième (obs. IX, de Simerling), nous trouvons une lésion de la tête du corps strié.

Le troisième cas (obs. de Furstner) nous montre outre la lésion des lobes occipitaux un foyer intéressant les couches optiques.

Enfin, dans le quatrième cas (obs. de M. Teissier), la parésie faciale droite datait de deux jours avant la mort; l'hémisphère gauche était intéressé seulement dans son lobe temporal : la parésie faciale était donc un phénomène à distance.

Nous n'insisterons pas.

4° — *Cas avec convulsions épileptifomes*

Nous avons relevé ce symptôme dans les observations IX, XV, XVII, XX, XXI, XXXI.

D'une façon générale, comme le dit Nothnagel (loc. cit. p. 540), ce symptôme « tient au premier chef à l'augmentation générale de la pression intracrânienne » due à un foyer morbide, quelqu'en soit le siége ou la nature (hémorrhagie, tumeurs, ramollissement). Les lésions des circonvolutions occipitales peuvent donc, comme les autres, mais pas plus, ou autrement que les autres, s'accompagner de convulsions épileptiformes.

CHAPITRE II

Troubles de la sensibilité générale (¹)

Meynert (2) a décrit dans l'écorce occipitale des éléments spéciaux assez volumineux, qu'il a appelés, à cause de leur petit nombre et de leur isolement, cellules *solitaires*. Ces cellules seraient spéciales à la région occipitale, de la même façon que les cellules de Betz sont spéciales à la substance grise de la zone motrice. Il y aurait dans ce cas des centres sensitifs, comme il y a des centres moteurs, et ces centres sensitifs seraient particulièrement placés dans l'écorce occipitale.

---

(1) Nous avons mis à profit, pour la rédaction de ce chapitre, la thèse de G. Ballet — Recherches sur le faisceau sensitif. Paris, 1878.

(2) Meynert (in Huguenin) — Anatomie des centres nerveux. Trad• de Keller. Paris, 1879, et Strickers Andbuch, 1872.

Avant d'envisager spécialement au point de vue clinique la solution de cette localisation sensitive, il n'est peut-être pas inutile de jeter un coup d'œil sur les doctrines qui ont été soutenues, relativement au rôle des circonvolutions cérébrales dans la perception des sensations.

Au commencement du siècle, nous voyons les premières tentatives localisatrices faites par Gall et son élève Spuzheim. Mais sa doctrine était vaine, faite de vues à priori et que l'observation des faits ne pouvait pas confirmer.

Flourens (1) réagit contre le morcellement fantaisiste du cerveau, tel que Gall l'avait conçu et dépassa la mesure ; de ses expériences, il en arrivait à conclure :

1º On peut retrancher, soit par devant, soit par derrière, soit par en haut, soit par le côté, une portion assez étendue des lobes cérébraux, sans que leurs fonctions soient perdues ;

2º Les lobes cérébraux concourent donc par tout leur ensemble à l'exercice plein et entier de leurs fonctions, etc.

Les idées de Flourens rallièrent pendant près de trente ans les physiologistes : Magendie, Longet, Schiff, Vulpian.

Cependant, la voie nouvelle fut ouverte par Fritz et Hitzig, par Ferrier : leurs expériences arrivent à délimiter un territoire préposé à la motilité et bientôt les observations cliniques entre les mains de Broca, Jack-

____

(1) Flourens. — *Recherches expérimentales sur les fonctions et les propriétés du système nerveux.* — Paris, 1862.

son, Charcot, vinrent confirmer les faits établis par l'expérimentation.

C'est Ferrier (1) qui, le premier, s'est efforcé de trouver
dans l'écorce un centre pour la sensibilité. Il admit
l'existence de cinq centres sensitifs distincts pour le tact,
le goût, l'ouïe, l'odorat, la vue; il les place tous en dehors
des lobes occipitaux. « L'ablation de ces lobes, dit-il, est
sans effet sur les facultés des sens spéciaux. L'animal
continue à entendre, toucher, goûter et sentir comme
auparavant ». C'est dans la région pariéto-temporale qu'il
faut, d'après l'auteur, rechercher les centres perceptifs.
La sensibilité générale aura pour siége la région de
l'hippocampe.

Nous reviendrons, à propos des troubles des fonctions
visuelles, sur les recherches de Ferrier relatives au centre de la vision.

Nous ne poursuivrons pas davantage l'historique des
recherches expérimentales : quelles que soient les diver-
gences qui existent entre les auteurs, tous s'accordent à
reconnaître que les couches corticales du cerveau sont
le siége des perceptions sensitives. C'est à la clinique
que nous allons nous adresser pour déterminer quelle
part en revient particuliérement aux lobes occipitaux :
nous n'aurons en vue pour le moment que leur rôle dans
la sensibilité générale.

Parmi les observations que nous avons pu réunir
nous allons tout d'abord en citer quelques-unes dans

---

(1) Ferrier. — *Les fonctions du cerveau.* — Trad. de Varigny
Paris, 1878.

lesquelles des lésions des lobes occipitaux sont restées latentes, en ce qui regarde la sensibilité:

OBSERVATION XIV

(Sazic. — Soc. anat. 1er décembre 1876)
*Ramollissement du lobe occipital droit, sans troubles de la
sensibilité générale ou spéciale*

Ch., 32 ans, concierge, entrée le 8 septembre 1876 à la Salpêtrière, service de M. Voisin. A son arrivée, la malade présente un délire mélancolique avec refus de parler et de manger. Parle très peu, mais facilement. La mémoire est conservée. Intégrité des sens. Marche facile, lente ; force des mains suffisante. Pas de modification dans la sensibilité des membres.

L'exploration renouvelée la veille de la mort, le 7 décembre, donne les mêmes résultats que les jours précédents.

Autopsie : Hémisphère cérébral droit : à la partie la plus postérieure du lobe occipital, on constate un ramollissement qui a une étendue en largeur de 5 centimètres, et, d'avant en arrière, de 3 centimètres.

Il y a des adhérences entre les méninges et la substance grise. Le ramollissement occupe la substance grise des circonvolutions occipitales, mais surtout la substance blanche sous-jacente.

OBSERVATION XV

Due à l'obligeance de M. le Professeur Teissier

G... Hyacinthe, 69 ans. Symptômes cardio-pulmonaires. Pas de troubles de la sensibilité. 2 jours avant sa mort, a présenté des tremblements et des convulsions du côté droit.

Autopsie : Hémisphère gauche : foyer hémorrhagique dans le lobe occipital vers sa partie supérieure ; grosseur d'une petite noix.

Hémisphère droit : Foyer analogue ancien à la surface du même lobe.

Voici donc deux observations dans lesquelles des lésions des lobes occipitaux ne se sont manifestées par aucun trouble de la sensibilité ; nous aurions pu en citer d'autres : sur 40 cas que nous avons réuni, l'absence de troubles sensitifs était spécifiée treize fois et leur présence neuf fois seulement.

Ce résultat de nos investigations nous permet de dire avec Ferrier (1) « Régle générale, les lésions des lobes occipitaux sont latentes » au point de vue des troubles sensitifs notamment, et l'on ne peut, comme le faisait Meynert, localiser dans les cellules des lobes occipitaux la terminaison du faisceau sensitif.

Mais de ce que la zone occipitale ne constitue pas un centre sensitif, dans l'acception attribuée aujourd'hui à ce mot, s'en suit-il que ses lésions ne donnent jamais lieu à des troubles de la sensibilité ?

Pas le moins du monde et il ne nous sera pas difficile de citer plusieurs observations dans lesquelles des lésions limitées aux lobes occipitaux s'étaient accompagnées de troubles passagers de la sensibilité (obs. VIII, XVII, XIX, XX, etc).

Au point de vue anatomique, Ballet dans sa thèse (2), a démontré que la région occipitale fait partie de la zone sensitive dont elle constitue même un département important. Outre les circonvolutions occipitales, cette

---

(1) Ferrier. — *De la localisation dans les maladies cérébrales*, p. 177.

(2) Ballet, loc. cit. p. 16.

zone sensitive comprend encore : les temporo-sphénoï-
dales, celles du lobule pariétal, enfin aussi les circonvolutions motrices frontale et pariétale ascendantes.
Rappelons à propos de ces derniéres, que M. Tripier a
fait des expériences : sur quatre chiens et un singe, il a
enlevé une portion du gyrus sigmoïde (qui, chez le chien,
correspond aux frontale et pariétale ascendantes de
l'homme) et il a trouvé du côté opposé, en même temps
qu'une parésie, un certain degré d'hémianesthésie.

L'immense étendue du territoire cortical sensitif. dont
fait partie même la zone motrice, d'après ce que nous
venons de rappeler, laisse penser à priori que les troubles de la sensibilité doivent être bien fréquents, dans
les lésions de l'écorce cérébrale. S'ils ne sont pas plus
souvent notés, c'est bien quelquefois parce qu'ils n'ont
pas été recherchés. mais c'est surtout parce qu'il s'est
établi rapidement une *suppléance*, grâce à l'intégrité du
reste du territoire.

Il n'est donc pas étonnant que les lésions limitées aux
lobes occipitaux, qui ne sont, en somme, qu'un département limité de la zone sensitive, s'accompagnent si rare-
ment, pour ne pas dire jamais, de troubles permanents
de la sensibilité.

Nous dirons donc que si un caractére devait être tiré, au
point de vue de notre diagnostic, des troubles de la sensibilité, ce caractére serait précisément leur *fugacité*. Mais
c'est là un phénomène négatif : aussi ne lui accorderons-
nous aucune valeur diagnostique, au moins en tant que
symptôme isolé.

CHAPITRE III

Troubles vaso-moteurs et troubles trophiques

Une étude même ébauchée des lésions trophiques d'origine centrale nous entraînerait beaucoup trop loin, et ne rentrerait pas absolument dans le cadre de notre travail. Nous ne saurions mieux faire que de renvoyer pour ces idées générales à la thése d'agrégation du Dr Arnozan (¹).

Dans nos observations nous trouvons deux fois seulement mentionné de l'œdéme du côté hémiplégié et trois fois des différences de température et de coloration. Ces deux sortes de symptômes sont de même ordre et méritent d'être rapprochés.

---

(1) Dr Arnozan.— *Des lésions trophiques consécutives aux maladies dusyst. nerv.* — Th. agrég. Paris, 1880.

Dans l'obs. XXVII, de Nothnagel, on voit un œdème de
toute la main gauche et de l'avant-bras du même côté
persister jusqu'à la mort ; en outre le membre gauche
conservait toujours plus de pâleur que le droit, il était
tantôt plus chaud, tantôt plus froid. A l'autopsie on trouva
un ramollissement de la troisième circonvolution occipitale, mais en même temps deux autres foyers siégeaient
dans le lobule pariétal et dans les circonvolutions ascendantes, ce qui rend cette observation peu concluante au
point de vue qui nous occupe.

L'observation suivante qui est de M. le professeur
Teissier, perd également de sa valeur par ce fait que la
malade avait une lésion cardiaque. Nous la rapportons
néanmoins : Le caractère de l'œdème cardiaque est en
effet d'être généralement symétrique, tandis qu'ici la malléole du côté hémiplégié était seule le siége de l'œdème.

OBSERVATION XVI (résumée)

De la collection de M. le Professeur Teissier

P..., Marie, 59 ans, rhumatisante, rétrécissement mitral. Rien
du côté de la motilité, ni des organes des sens. Engourdissement
et fourmillement dans le membre supérieur gauche. Œdème
léger de la malléole péronière. Insensibilité légère à la température du côté gauche ; sensation de froid. Deux jours avant
la mort, perte de connaissance subite et complète, commissure
labiale tirée à droite, déviation conjuguée des yeux à droite,
décubitus latéral droit.

Autopsie : Ramollissement cortical récent de tout le lobe
temporal gauche. — Les circonvolutions de l'hémisphère droit
sont comme sablées de points rouges. Une ou deux plaques
ocreuses dans les circonvolutions occipitales.

L'observation XXIX de Phocas fait mention d'une différence de température et de coloration en faveur du membre supérieur gauche. On trouva un ramollissement limité dans l'hémisphère droit aux circonvolutions occipitales, sauf un foyer de la grosseur d'une tête d'épingle sur la frontale ascendante. Le siège de ce dernier foyer nous ferait lui rattacher le symptôme du bras gauche, plutôt qu'au lobe occipital.

Les *eschares* qui ont été observées dans les faits que nous rapportons ont été à développement rapide et non à développement lent, ce qui est important au point de vue pronostique, comme l'ont bien montré Samuel et M. Charcot (1).

M. Joffroy (2) a cherché si le *décubitus acutus* correspondait à une localisation spéciale des lésions encéphaliques. L'examen de trois cas où l'eschare fessière avait coïncidé avec des lésions du lobe occipital ou de la couche optique du côté opposé l'a amené à supposer que c'était en ces deux points qu'il fallait chercher la cause de ces troubles trophiques. M. Joffroy admet l'existence de centres trophiques ayant une existence indépendante des centres psychiques, moteurs et peut-être aussi des centres sensitifs. Pour lui, d'autre part, ces centres se trouveraient principalement, sinon exclusivement, dans les lobes postérieurs et peut-être aussi dans les couches optiques.

Voici les observations résumées de M. Joffroy.

---

(1) Charcot. — *Malad. du syst. nerv.* T. 1 p. 83.

(2) Joffroy. — *L'eschare fessière, ses rapports avec les lésions des lobes postérieurs.* — Arch. méd., 1876.

OBSERVATION XVII

Joffroy, Arch. génér. de Médecine, 1876, vol. 1, p. 57.

Le nommé X... palefrenier, âgé de 35 ans, présente cet ensemble de symptômes qui caractérise une période déjà avancée de la paralysie générale. Troubles de la motilité plus marqués du côté gauche que du côté droit, tremblements, contractions fibrillaires.

Pas d'asymétrie faciale : Il n'est pas possible d'explorer utilement l'état de la sensibilité à cause du trouble des fonctions intellectuelles ; il semble néanmoins qu'il y a un peu d'anesthésie. — Trois attaques apoplectiformes à quelques jours d'intervalle, fièvre. En même temps à la partie supérieure et interne des deux fesses, apparition d'une ecchymose violacée et enfin d'une eschare noirâtre plus large à droite qu'à gauche, ces deux eschares se réunissant sur la ligne médiane.

Autopsie : Méninges manifestement épaissies adhérentes aux circonvolutions. Ces lésions sont assez marquées à la surface convexe des deux lobes antérieurs, mais bien plus à droite qu'à gauche. Elles sont encore plus marquées à la surface des lobes postérieurs, surtout à gauche.

M. Joffroy fait remarquer la concordance qui existe entre la distribution des lésions et celle des symptômes. Le lobe antérieur du côté droit est le plus altéré et pendant la vie on a noté que c'était à gauche que la parésie, le tremblement, les contractions étaient plus accusées. D'autre part, le lobe postérieur gauche est plus altéré que le droit et c'est sur la fesse droite que l'eschare occupe la plus grande surface.

OBSERVATION XVIII

Joffroy (loc. cit. p. 62)

Il s'agit d'un ramollissement cérébral. Il n'y eut pas de troubles notables des fonctions intellectuelles, mais, ce qui fut le plus frappant, ce fut l'amélioration rapide de la paralysie des membres. L'état général s'aggrava néanmoins, une large eschare fessière se développa rapidement, et la malade mourut après douze jours environ. Il n'existait pas de troubles manifestes de la sensibilité. A l'autopsie on trouva, dans le lobe postérieur du cerveau, un ramollissement présentant les dimensions d'une amande.

Autre fait absolument semblable. La symptomatologie présenta les mêmes particularités, la durée fut la même et l'on trouva aussi dans le lobe occipital un ramollissement peu étendu.

OBSERVATION XIX

Joffroy (loc. cit.)

La nommée X..., âgée de 39 ans, présente l'aspect d'une typhique. Trois semaines avant, hémiplégie du côté gauche : Les symptômes paralytiques s'amendèrent au bout de peu de temps, mais l'état général s'aggrava. Eschare fessière de la grandeur de la paume de la main située sur la partie supérieure de la fesse du côté gauche.

Autopsie : Ramollissement par oblitération artérielle de forme arrondie, ayant les dimensions d'une noisette, et situé au voisinage du prolongement postérieur du ventricule latéral droit, dans la substance blanche.

M. Joffroy termine l'article où sont rapportées les observations ci-dessus en disant : « Des faits nouveaux sont indispensables pour poser une loi générale et faire une localisation moins vague. »

Les faits que nous apportons ne peuvent malheureusement remplir ce desideratum.

L'observation XI, p. 14, due à M. Teissier, apporte cependant une entière confirmation à l'idée de M. Joffroy, puisque nous trouvons, chez une femme ayant présenté de larges eschares au sacrum, au pli fessier, aux malléoles et au coude du côté droit, une tumeur du volume d'un œuf, de consistance fibreuse, occupant la partie inférieure et postérieure du lobe occipital gauche; autour de la tumeur, la substance cérébrale était ramollie, à l'état de bouillie semi-molle.

Une autre observation de M. Teissier (obs. XII, p. 14) est bien moins nette; l'eschare siégeait sur le sacrum et ne survint que tardivement, la lésion cérébrale fut trouvée mal limitée, s'étendant depuis la pariétale ascendante jusqu'à cinq centimètres de l'extrémité postérieure du lobe occipital.

Enfin, dans une troisième observation (obs. XXXVI, de Rondot), il y avait une eschare sacrée et une autre plaque de spharèle sur le côté du genou gauche; la lésion cérébrale était du même côté, sans qu'aucune lésion de l'hémisphère droit puisse expliquer ces altérations cutanées.

Nos observations ne nous permettent donc pas d'affirmer ou d'infirmer l'idée de M. Joffroy. Si nous considérons, d'autre part, que l'eschare fessière a été fréquemment observée, alors que la lésion siégeait dans d'autres points fort différents du cerveau ; si, inversement, nous nous remémorons tous les faits de lésions des lobes occipitaux qui ne s'accompagnaient pas d'eschare, notre conclusion sera que, pour notre part, nous n'accordons pas une bien grande valeur à l'eschare fessière pour le diagnostic des lésions des lobes occipitaux.

CHAPITRE IV

Troubles des fonctions visuelles

Avec les troubles visuels nous allons entrer, ce nous semble, dans la véritable pathologie des lobes occipitaux. C'est en effet dans ces derniers que les recherches les plus récentes placent le centre de la vision.

Deux ordres de faits tendent à faire admettre cette localisation :

1º Des faits expérimentaux ;

2º Des faits cliniques.

1º — *Faits expérimentaux.*

C'est à Ferrier que l'on doit les premières tentatives de localisation des impressions visuelles. A la suite de ses premières expériences, l'auteur anglais en plaçait le

centre au niveau du pli courbe. son opinion s'est modi-
fiée depuis et nous trouvons dans la thèse déjà citée de
Ballet 1881, les résultats de ses dernières observations
faites avec Yeo :

« Nous avons trouvé que la destruction d'un gyrus
angulaire cause une amaurose croisée ou amblyopie de
courte durée.

« La destruction des deux gyri angulaires amène une
cécité complète mais temporaire, ce qui est en opposi-
tion avec mon opinion première.

« Cependant, quoique la destruction simultanée des
deux gyri angulaires provoque une cécité complète des
deux yeux, si on détruit un seul gyrus et que l'animal
survive la destruction ultérieure du second gyrus n'amène
aucun trouble marqué.

« Nous avons trouvé la cause de cette contradiction
apparente ; c'est que la zone visuelle est plus étendue
que je ne l'avais d'abord supposé et qu'une portion peut
avec le temps suffire pour le fonctionnement complet de
l'appareil visuel.

« La zone visuelle comprend les gyri angulaires et les
lobes occipitaux ; les gyri suffisent seuls quand les lobes
occipitaux sont détruits et réciproquement.

«Il y a pourtant une différence dans l'équivalence de ces
deux parties des centres visuels, car les lobes occipitaux
peuvent être enlevés sans causer de troubles visuels
tandis que la destruction des gyri amène une cécité
temporaire et que la guérison est due à l'intégrité des
lobes occipitaux.

« La destruction d'un lobe occipital seul n'est pas suivie

d'un trouble visuel évident: celle d'un gyrus angulaire produit l'amblyopie croisée et temporaire.

« La destruction d'un lobe occipital et du gyrus angu_ laire du même côté détermine l'hémiopie croisée en para-lysant les rétines du côté de la lésion.

« Chez le singe, l'hémiopie ainsi produite disparaît au bout de huit à quinze jours; ces résultats me semblent expliquer les différentes contradictions apparentes entre les faits cliniques regardant l'amblyopie avec hémianes-thésie et les faits se rapportant à l'hémiopie par lésion de la région centrale.

« J'ai la conviction que les yeux ont un double rap· port avec les centres visuels.

« 1° Monoculaire entre l'œil opposé et le gyrus angulaire ;

« 2° Binoculaire entre le lobe occipital et le côté correspondant des deux yeux, mais le rapport binoculaire est tellement lié au rapport monoculaire, que tandis que nous pouvons avoir une amblyopie croisée par lésion du gyrus angulaire ou des fibres sous-jacentes, il ne paraît pas que nous ayons hémiopie par lésion des lobes occipitaux seuls, mais seulement quand le gyrus et le lope occipital sont tous deux lésés ou, ce qui revient au même, quand les fibres médullaires qui s'y rendent sont totalement détruites.

« Je crois, pour ma part, que l'amblyopie de l'hémi-anesthésie centrale dépend plus particuliérement de la lésion des fibres du gyrus angulaire ; mais les rapports des fibres des bandelettes sont plus compliqués que ne l'indique Charcot dans son schéma ; car, outre les rap·

ports croisés, entre l'œil et l'hémisphère qu'il a indiqués, on doit aussi nécessairement mentionner les rapports entre les hémisphéres et les côtés correspondants des deux rétines. »

Hermann Munk (1) comme Ferrier, s'est efforcé de localiser dans l'écorce cérébrale les centres des sensibilités spéciales. Nous ne rapporterons qu'un résumé des idées du physiologiste allemand en ce qui se rapporte aux fonctions visuelles. M. Grasset en a fait une brève et claire analyse que nous reproduisons en partie :

« Sur chacun des hémisphéres il y aurait d'abord, suivant Munk, un point du lobe occipital où viennent se déposer les images commémoratives des impressions visuelles. Si on extirpe ce point des deux côtés, on rend l'animal aveugle *psychiquement,* c'est-à-dire qu'il a perdu les images commémoratives des objets qu'il a vu autrefois, mais il peut acquérir des notions nouvelles ; il est obligé seulement de refaire son éducation. Si un seul hémisphère a été lésé, la cécité psychique *(seelenblindhait)* n'existe que pour un seul œil, l'œil du côté opposé. — Ce point est le centre de la sphère visuelle, qui occupe le lobe occipital tout entier. — Si on enléve à un animal toute l'étendue de la sphére visuelle, il devient alors complétement aveugle. — Chez le singe, les mêmes expériences donneraient des résultats analogues ; seulement on déterminerait l'hémiopie, au lieu de la cécité croisée.

<hr>

(1) H. Munk. — *Zur phys. der Grosshirnzinde.* Verhandl. de phys. Gesellsch zu Berlin 1878 et 1880, juin et juillet. — Compte-rendu in *Arch,* de Dubois-Reymond,

« J'ai constaté, dit Munk, que la sphére visuelle droite
correspond à la moitié droite de la rétine, la sphére
visuelle gauche à la moitié gauche. »

Luciani et Tamburini (1) ont répété sur le chien et le
singe, les expériences de Ferrier et de Munk. Nous
résumons ici une partie de leurs conclusions.

1º Le centre visuel du chien est [représenté par une
large zone étendue au niveau de la deuxiéme circonvolution externe, de la région frontale au voisinage de la
région occipitale. — Celui du singe comprend probablement, non seulement tout le gyrus angulaire, mais
encore une grande partie, sinon toute l'étendue, de la convexité du lobe occipital contigu.

2º La destruction unilatérale de la zone visuelle du
chien provoque immédiatement une amaurose, pour
ainsi dire complète, de l'œil du côté opposé et une amblyopie légére, mais transitoire, de l'œil du côté lésé.
— La destruction de celle du singe détermine une
hémiopie bilatérale de la moitié du champ rétinien
correspondant au côté opéré. Il y aurait, d'après cela, un
entrecroisement, à peu près complet, des fibres du nerf
optique chez le chien et une demi-décussation chez le
singe, soit au niveau du chiasma, soit au niveau d'un
point plus central, par exemple au niveau des tubercules bijumeaux.

3º La cécité, qui est la conséquence de l'extirpation du

---

(1) Luciani et Tamburini. — Sulle funzioni del cervello. Recerche
sperimentali. Secunda communicazione centri psico-sensori corticali.
Torino, 1879.

centre visuel cortical n'est pas seulement *psychique* (amnésie des images visuelles, d'après Munk), mais elle consiste dans l'abolition plus ou moins complète de la *perception* visuelle.

4°· La destruction *bilatérale* de la zone visuelle du chien produit immédiatement, si elle est étendue, une amaurose à peu près absolue et bilatérale. Dans les mêmes conditions, la destruction bilatérale de la zone visuelle du singe produit simplement l'amblyopie bilatérale.

En définitive, de par l'expérimentation, les fonctions visuelles se localisent :

Pour Ferrier, dans le gyrus angulaire et le lobe occipital ;

Pour Munk, dans le lobe occipital seulement ;

Pour Luciani et Tamburini, dans le voisinage de la région occipitale chez le chien ; — dans le gyrus angulaire et la convexité du lobe occipital, chez le singe.

Les lésions de ces centres produisent :

Pour Ferrier, Luciani et Tamburini une cécité consistant dans l'abolition plus ou moins complète de la perception visuelle.

Pour Munk, une cécité purement psychique (amnésie des images visuelles.

Enfin, les lésions partielles donnent lieu à des troubles très-variables.

2° *Faits cliniques.* — « L'observation clinique va nous montrer que l'on peut voir s'étendre à l'homme les conclusions formulées par Munk sur les propriétés du centre visuel. De même que, chez le chien, l'ablation d'une portion restreinte et déterminée de l'écorce occipitale, provoque une cécité qui, tout en permettant à l'animal de voir, lui enlève la conception des objets et qu'une ablation plus étendue le rend complétement aveugle, de même chez l'homme, l'observation prouve que des cas de cécité psychique succèdent à des lésions peu étendues de l'écorce occipitale et que des faits de cécité absolue ou corticale tiennent à des altérations plus larges.

« C'est chez les aliénés et les paralytiques généraux qu'on observe le plus souvent la cécité psychique. Les cas de Furstner, de Stenger, de Crouigneau le prouvent. Quaglino et Wilbrand constatent aussi ces troubles de la vue chez des apoplectiques. Après une attaque apoplectiforme ou épileptiforme, l'état normal revient mais le malade a perdu la mémoire des objets, il est étranger au monde extérieur, il voit, sans reconnaître les objets, sans en comprendre l'usage, et la notion de ces derniers ne lui revient qu'à mesure que s'opère sa rééducation, à l'aide des autres sens. A la suite d'une série d'attaques de ce genre, l'amaurose devient complète, la cécité psychique a fait place à la cécité corticale. De l'examen des cas qu'il a pu observer, Stenger est porté à admettre qu'il y a deux centres dans le lobe occipital, l'un placé à la pointe présidant aux conceptions que font naître les impressions visuelles, aux images qu'elles déposent dans l'écorce, centre analogue à celui de Munk et dont la destruction amène la cécité psychique ; l'autre, plus étendu mais indéterminé, qui préside à la fonction de percevoir et dont la lésion explique la cécité corticale » (1).

Nous allons citer le cas de Furstner dont il est question plus haut :

OBSERVATION XX

Fürstner. — Arch. f, Pschiatric u. Nervenhranktn.

Homme de 44 ans, à la suite d'une attaque apoplectiforme, parésie qui disparaît au bout de deux jours : occupait le facial droit et le bras du même coté et s'accompagnait d'une déviation de la tête et des yeux du côté gauche. Le patient reconnaît de l'œil gauche tous les objets qu'on place devant lui, il ne voit rien de l'œil droit. Pas d'hémiopie ni de diplopie, pas d'anomalie à l'ophtalmoscope. La cécité totale de l'œil droit rétrocède graduellement un peu ; le trouble de la vue de cet organe se manifeste simplement alors par l'incapacité pour le malade de saisir avec assurance les objets tenus devant lui, de compter correctement les choses qu'on lui présente, des pilules par exemple, d'écrire convenablement, de compter les lignes, etc., il trace les lettres les unes dans les autres et s'en va écrire sur le châssis de bois de l'ardoise. Le sens des couleurs n'est pas endommagé. L'amélioration s'accroît jusqu'au 2 août, époque à laquelle soudain surviennent trois attaques épileptiformes, à la suite n'y voit plus rien : en même temps, parésie du bras et du facial gauche. Au bout de deux jours, il y voit un peu, mais plus mal cette fois à gauche qu'à droite. Pas de différence quant à la sensibilité entre les deux côtés du corps. — Puissance visuelle presque totalement disparue. — Plus tard, nouveaux accès, déchéance rapide, tableau de la paralysie progressive des aliénés.

---

(1) M. Jaboulay. — *Relations des nerfs optiques avec le syst. nerv. central,* Paris, 1886.

Autopsie : Les deux lobes occipitaux contiennent deux foyers de ramollissement presque exactement symétriques. A gauche, l'écorce qui correspond aux première et deuxième circonvolutions occipitales, ainsi qu'à la portion antérieure de la troisième, se trouve totalement détruite : la pie-mère recouvre en cet endroit une masse rouge jaunâtre, toute la région est affaissée. Du côté droit le foyer dépasse en un point le sillon pariéto-occipital (scissure perpendiculaire externe). On trouve en outre, en des points exactement symétriques, deux foyers, à peine du volume d'un pois, qui occupent la partie antéro-supérieure des deux couches optiques. Les nerfs optiques sont normaux.

Cette observation de Furtsner et les conclusions de Stenger sont donc en faveur de l'opinion de Munk, partiellement tout au moins et tendent à placer le centre visuel dans l'écorce occipitale, sans participation du gyrus angulaire.

M. Seguin (de New-York), dans un mémoire récent(1), a repris la question au point de vue clinique. Il a réuni quarante observations avec autopsies, qu'il divise en six catégories. Le sixième groupe, qui est le seul qui nous intéresse, comprend 16 cas, où l'hémianopsie était due à des lésions de l'écorce cérébrale seule, ou avec la substance blanche sous-jacente.

Des conclusions que l'auteur tire de tous ces cas, nous ne retiendrons que les suivantes :

5. — L'hémianopsie latérale avec hémiplégie typique (devenant spasmodique après quelques semaines), aphasie si c'est le côté droit qui est affecté, et peu ou pas

---

(1) Seguin. — *Contribution à l'étude de l'hémianopsie d'origine centrale* (Arch. de neurologie, mars, 1886).

d'anesthésie, est très certainement due à une lésion superficielle étendue à l'aire irriguée par l'artère cérébrale moyenne. On devra s'attendre à trouver (comme dans l'observation de Westphal, obs. XXI) un ramollissement de la zone motrice et des circonvolutions situées à l'extrémité de la scissure de Sylvius, à savoir : le lobule pariétal inférieur, la circonvolution supra-marginale et le gyrus angulaire. L'embolie ou la thrombose de l'artère sylvienne sera la cause la plus probable du ramollissement.

6. — L'hémianopsie latérale avec légère impuissance motrice d'une moitié du corps, surtout si elle est associée à un trouble quelconque du sens musculaire, serait probablement due à la lésion du lobule pariétal inférieur et du gyrus angularis, avec la substance blanche sous-jacente, pénétrant assez profondément pour léser ou comprimer le faisceau optique dans son trajet en arrière vers le centre visuel.

7. — L'hémianopsie latérale seule, sans troubles moteurs ni sensitifs, est due à la lésion du coin seul, ou du coin et de la substance grise immédiatement environnante, sur la face interne du lobe occipital, dans l'hémisphère opposé à la moitié du champ visuel obscurcie.»

Nous ne reproduirons pas les quatre observations (de Haab, de Féré, d'Huguenin et de Seguin) que l'auteur américain considère comme preuves convaincantes de ces conclusions, et qui toutes, en effet, montrent une lésion du gyrus angulaire.

La conclusion de Seguin, confirmative des idées de Ferrier est donc que, seule, la lésion du gyrus et des parties immédiatement adjacentes, est capable d'entraîner l'hémianopsie latérale. Quant aux lésions du lobule pariétal inférieur et des circonvolutions occipitales, s'accompagnant de troubles visuels, il les considère comme ayant touché les faisceaux blancs sous-jacents (radiation optique de Gratiolet) et ayant entraîné des troubles de la vision uniquement par ce mécanisme. D'où cette conclusion clinique, capitale au point de vue du diagnostic des lésions du lobe occipital : l'hémianopsie latérale pure veut dire lésion du gyrus angulaire.

Le travail de M. Seguin fait époque. Les faits produits depuis ce mémoire sont-ils venus confirmer les déductions de l'observateur américain? c'est ce que nous nous proposons d'examiner en dépouillant les quelques observations qui ont été publiées depuis 1886. Nous y joindrons toutes celles que nous avons pu réunir entre nos mains, bien que quelques-unes soient mentionnées dans le mémoire de M. Seguin.

Nous avons ainsi dix-huit observations, où sont mentionnés des troubles visuels, et à la suite desquelles l'autopsie est venu montrer des lésions des lobes occipitaux.

De ces observations nous éliminerons :

(*a*) Celle de Furstner citée p. 37) parce qu'il y avait une lésion concomitante des deux couches optiques ;

(*b*) La suivante, qui est de Westphal, parce qu'elle ne détermine pas, ce qui est important à notre point de vue, si le ramollissement siégeait sur la face interne ou la face externe du lobe.

OBSERVATION XXI

Westphal — Charité Annalen 1881

Homme, 42 ans, sujet à des accès d'épilepsie hémiplégique gauche, pendant lesquels la connaissance était ordinairement conservée. En juin 1878 on constata, en outre, une hémianopsie latérale. Mort en 1879.

Autopsie : Ramollissement du lobe occipital droit. La lésion s'étend dans la substance blanche, jusqu'au bord postérieur du lobe paracentral. Noyaux centraux sains.

Nous rejetons encore ;

(*c.*) l'observation de Nothnagel (citée p. 10), parce qu'il existait un étranglement de la papille et qu'il s'agissait d'une masse néoplasique occupant la couche médullaire blanche du lobe occipital ; (*d.*) l'observation suivante de Gowers, parce qu'il s'agit, non pas d'une lésion destructive, mais d'une tumeur. Cette observation est néanmoins intéressante : Elle nous montre une tumeur sarcomateuse placée au niveau des première et deuxième circonvolutions occipitales, ainsi que des lobules pariétaux et amenant, non plus des phénomènes de déficit, puisqu'il ne s'agit plus d'une lésion destructive, mais, au contraire, des phénomènes d'excitation, des impressions lumineuses, par l'irritation que cause sa présence au niveau d'un centre visuel.

OBSERVATION XXII

(Gowers, Lancet, 1879, *March.* 15)

Un homme de trente ans, jusqu'ici bien portant, présente, un matin, un phénomène lumineux subjectif : Il lui semble qu'il regarde une lame de métal polie ; en même temps, il est étourdi et éprouve de fortes douleurs dans les yeux. A partir de ce moment, il est presque journellement en proie à un accès avec violente douleur irradiée de l'occiput aux yeux. Perçoit mieux à droite qu'à gauche. Les pupilles étaient égales, l'acuité visuelle normale ; il fut impossible de fournir les preuves certaines de l'existence d'une hémianopsie. Mort à peu près sept mois après le début, sans qu'il soit survenu de modification fondamentale.

Autopsie : Tumeur sarcomateuse dans l'hémisphère droit, occupant, à la convexité, les première et deuxième circonvolutions occipitales, ainsi que la moitié des lobules pariétaux supérieur et inférieur. La couche optique et le corps strié semblent normaux.

Il nous reste donc quatorze cas que nous allons analyser avec soin, nous les répartirons en trois groupes.

Premier groupe. — Lésions des deux lobes occipitaux — Cécité complète.

Ce groupe comprend six observations.

OBSERVATION XXIII (résumée)

O. Berger, Zur Localis. der cortic. Schphære

Homme de 71 ans, pris de vertige subit sans perte de connaissance. Abolition subite et complète de la vision. Aucune paralysie de la face. Cécité complète. Examen ophtalmoscopique normal. Hémiparésie et hémianalgésie droite.

Mort deux mois après avec eschare sacrée et marasme progressif.

Autopsie : Hémisphère gauche : Lobe temporal ramolli. De plus, tout le lobe occipital est ramolli jusqu'au niveau de la scissure perpendiculaire externe. Adhérences corticales de la pie-mère dans toute cette région. Foyer pisiforme de ramollissement dans le noyau lenticulaire.

Hémisphère droit : A la partie moyenne de la première circonvolution occipitale, plaque circonscrite de ramollissement jaune, superficiel n'intéressant que l'écorce ; faisceaux blancs sous-jacents et couches optiques normaux.

Cette observation nous montre une cécité complète avec un ramollissement des circonvolutions occipitales et intégrité des gyri angulaires.

OBSERVATION XXIV

Rondot. — Gaz. hebdomad. des sciences médic.
Bordeaux, avril 1888

Mat..., 99 ans, très bien portante, quand, dans la nuit du 19 février 1883, elle tombe de son lit et reste sans connaissance.

Pupilles rétrécies, égales.

Trois jours après, la connaissance est entièrement revenue ; bredouillement. Pas de trace de paralysie motrice et sensitive. Sensation de vertige. — L'examen des yeux fait reconnaître une cécité complète survenue brusquement ; pupilles punctiformes, insensibles à la lumière. Pas de paralysie de la face ni des membres, pas de contractures.

Mort dans la soirée du 27 janvier.

Autopsie : Hémisphère droit : Ramollissement superficiel dans la moitié antérieure du pli courbe et s'avançant d'un demi centimètre sur le lobule du même nom.

Hémisphère gauche : Deux petits foyers lenticulaires de ramollissement sont situés sur le lobule pariétal supérieur. Un troisième, plus large, comprend la première et la deuxième circonvolutions occipitales. Autre petit ramollissement à la partie interne de la couche optique.

Ici, le ramollissement comprend, dans l'hémisphère droit, le pli courbe et une parcelle du lobule de même nom ; dans l'hémisphère gauche, le lobule pariétal supérieur, la première et deuxième occipitale. La cécité avait été subite et complète.

OBSERVATION XXV (résumée)

M. le Dr Andry. — *Lyon-Médical* 1888, p. 519.

Alfred B..., cocher, 45 ans, a vu son affection débuter il y a trois mois, par de la céphalalgie, d'abord intermittente, puis continue depuis un mois. Depuis ce même temps date une diminution considérable de la vue, des bourdonnements d'oreilles, des vomissements, de la titubation.

Actuellement, céphalée occupant surtout la région occipitale. Faciès hébété, amblyopie, pupilles ni dilatées, ni resserrées ; l'examen ophtalmoscopique ne révèle rien d'important.

État comateux. Sensibilité diminuée. Résolution musculaire.

Autopsie : Dans les fosses occipitales, après incision de la dure-mère, on tombe sur deux foyers d'épanchement sanguin situés symétriquement de chaque côté. Ils contiennent une quantité considérable de caillots mous et de sang.

Rien dans les autres parties de l'encéphale.

Il ne s'agissait pas, dans ce cas, d'une lésion destructive de la substance cérébrale des circonvolutions, aussi l'observation accuse, non pas une cécité absolue, mais une diminution considérable de la vue.

OBSERVATION XXVI (résumée)

O. Berger, loc. cit.

Homme, 68 ans, 11 février 1884, accès subit de vertige et cécité presque complète. Jours suivants, amaurose diminue uu peu. Les pupilles sont un peu rétrécies, sans réaction nette à la lumière, intégrité du fond de l'œil des deux côtés. Pas de troubles de la motilité, de la sensibilité, des réflexes. Mort le 26 juillet 1884.

Autopsie : La plus grande partie du lobe occipital gauche est déprimée, aplatie de haut en bas. Adhérence à ce niveau de la pie-mère. En avant le foyer ramolli est limité par la scissure perpendiculaire externe et mesure 4 centimètres d'avant en arrière sur 3 de largeur, face interne du lobe occipital n'est pas envahie.

Hémisphère droit : A la face supérieure du lobe occipital droit et au niveau de la 2ᵉ circonvolution occipitale, foyer ramolli tout petit, entamant à peine la substance blanche sous-jacente. A la face inférieure de ce même lobe occipital, foyer de ramollissement jaune. Intégrité des couches optiques, des bandelettes et nerfs optiques.

Dans cette observation il est bien spécifié que le gyrus angulaire n'était pas atteint. — L'amaurose n'était pas complète.

OBSERVATION XXVII (résumée)

Nothnagel, Traité du diagn. des mal. de l'Encéphal, p. 354

Bergner, 51 ans, se réveille une nuit, ne pouvant remuer le bras gauche et n'y voyant pas comme d'habitude. — Pas d'autre paralysie que cette monoplégie du bras gauche. — Nulle part d'altération de la sensibilité cutanée. Hemianopsie marquée. Aucune anomalie à l'ophtalmoscope. — Déjà au moment de son admission, présentait un léger œdème cutané de toute la main gauche et de l'avant bras du même côté. Cet œdème s'accroissait un peu plus tard, pour persister jusqu'à la mort. En outre le membre gauche conservait toujours un peu plus de pâleur que le membre droit. Des examens répétés à des jours variés firent ressortir des différences thermiques constituées tel jour par un peu plus de chaleur de l'extrémité supérieure gauche, tel autre jour par un peu plus de fraicheur dans ce membre que sur celui de droite,

L'hémianopsie persiste : ce qui frappe même à un examen superficiel, c'est que le champ visuel est coupé vers la droite sur les deux yeux tout près de la ligne médiane. — Vers la fin d'avril on pouvait constater que l'hémianopsie n'avait subi aucun changement; en même temps le patient paraissait amblyopique, à telles enseignes qu'à la fin d'avril les objets tenus devant lui n'étaient plus reconnus. Peu de jours avant la mort, son habitus laissait l'impression d'une cécité presque complète; toutefois on ne saurait porter de jugement certain sur ce point, car il était survenu en même temps une profonde déchéance des facultés psychiques.

Autopsie : A droite : 1° le tiers moyen de la frontale ascendante et de la pariétale ascendante est plus mou que les tissus ambiants et possède une coloration d'un jaune gris ; 2° même lésion dans le lobule pariétal supérieur ; 3° la 3° circonvolution occipitale est déprimée et ramollie; ces 3 foyers paraissent d'âge égal.

A gauche : le ramollissement siège sur le pied de la 2° circonvolution frontale; 2° le lobule pariétal supérieur ; 3° tout le lobe occipital est sur toute sa surface et dans toute son épaisseur transformé en une bouillie gris jaunâtre.

Cette observation est très remarquable; il parait probable que le ramollissement du côté gauche ne s'est fait que dans les derniers temps de la vie, moment avec lequel a coïncidé la cécité absolue alors que pendant longtemps l'hémianopsie ne traduisait que la lésion de la 3° circonvolution occipitale droite.

OBSERVATION XXVIII (résumée)

Cecité totale par lésion corticale ; ramollissement de la face interne des deux lobes occipitaux.
M. Bouveret, agrégé, médecin des hôpitaux.

R..., âgé de 72 ans, cantonnier, admis à l'hôpital de la Croix-Rousse dans la soirée du 8 octobre 1887. Cet homme est em-

ployé à la voierie; tous ces jours-ci a fait son travail régulière-
ment, ce matin même il s'est levé comme d'habitude et s'est
rendu à ses occupations, sans présenter aucun phénomène
anormal, au dire des personnes de son entourage. Vers cinq
heures du soir, un de ses camarades, travaillant sur la même
voie publique, l'a trouvé appuyé contre un arbre qu'il tenait
étroitement serré entre ses bras. Il était immobile dans cette
étrange position. Le camarade s'approche et demande à R... ce
qu'il fait ainsi. Le patient répond par quelques paroles incohé-
rentes. Pressé de questions, il est incapable de donner son
adresse. Il se tient sur ses jambes, mais il marche difficilement;
il trébuche, il paraît ivre. On va chercher une voiture et on
l'amène à l'hôpital.

Nous examinons le patient le lendemain matin. Pas de fièvre.
L'intelligence est évidemment obscurcie, mais le malade n'a
point perdu connaissance. Il regarde fixement devant lui et son
regard paraît vague, incertain. Les deux pupilles sont moyen-
nement dilatées, pas très sensibles à l'action de la lumière, et
habituellement tournées en haut. Nous ne tardons pas à constater que la vision est complètement abolie. Le malade ne voit pas
les objets qu'on lui montre, même à une faible distance. Je lui
présente une petite bouteille contenant du vin et je lui dis :
« Voici du vin dans cette bouteille, prenez avec votre main droite
et buvez. » Il cherche la bouteille en tâtonnant à droite et à
gauche, comme s'il était plongé dans une profonde obscurité. Il
ne la trouve pas. Je la lui mets dans la main. Il la saisit, cherche même avec la main gauche à enlever un bouchon qui n'existe
pas, puis il porte le vase à sa bouche et il boit. Pas d'hésitation
dans l'articulation des mots. L'aphasie motrice fait défaut,
comme la surdité verbale. La mémoire est profondément trou-
blée. Nous ne trouvons aucun trouble appréciable de la motilité
ni de la sensibilité cutanée. Nous pratiquons l'examen ophthal-
moscopique : nous ne trouvons aucune lésion des milieux transparents ni du fond de l'œil; les deux papilles sont saines; nous
constatons seulement une très légère pigmentation autour de la
papille droite.

Le 14 octobre. Nous répétons l'examen de la veille et nous
obtenons les mêmes résultats. La vision est toujours complète-

ment abolie. Le patient ne peut pas mieux qu'hier saisir une bouteille placée devant ses yeux.

R... avait très bonne vue avant son accident. Jamais d'attaques ni de convulsions. Il ne faisait point d'excès de boissons.

Jusqu'au 20 octobre, l'état est à peu près stationnaire. Ce jour-là nous constatons une eschare sacrée et de la fièvre.

Les jours suivants, l'intelligence s'obscurcit de plus en plus.

Les jours suivants, le coma devient de plus en plus profond, et le patient succombe le 29 octobre.

Autopsie : Les grosses artères de la base du cerveau sont athéromateuses. Elles ne sont point oblitérées par des thrombus. Les deux artères cérébrales postérieures sont l'une et l'autre oblitérées par un caillot rouge grisâtre, assez ferme, remplissant tout le calibre et adhèrent assez fortement aux parois du vaisseau.

En rapport avec ces oblitérations artérielles, nous avons trouvé deux foyers de ramollissement d'inégale étendue sur les faces inféro-internes du cerveau. A gauche, le ramollissement occupe: tout le coin, sauf une mince bande d'un demi-centimètre environ, tout à fait en arrière ; un peu plus de la moitié postérieure, presque les deux tiers, de la seconde circonvolution temporo-occipitale, sauf encore une mince bande d'un demi-centimètre de longueur tout à fait en arrière ; la moitié postérieure de la première circonvolution temporo-occipitale, sauf la mince bande postérieure, ici un peu plus large. Dans toute cette région, la pie-mère est adhérente à la substance corticale. Celle-ci présente une consistance moindre, une teinte jaune-chamois et un grand nombre de petits points hémorrhagiques. Le ramollissement intéresse également la substance blanche sous-jacente, il pénètre jusqu'à la paroi de la corne occipitale du ventricule latéral. Immédiatement au-dessous de la scissure perpendiculaire, le ramollissement se prolonge un peu sur la face externe du lobe occipital ; il apparaît sur la face convexe du cerveau sous la forme d'une petite plaque jaune grande comme la moitié d'une pièce de 50 centimes. Tout le reste de la surface externe du lobe occipital ne présente également aucune trace de ramollissement. A droite, le ramollissement présente les mêmes caractères, mais il est sensiblement plus étendu. Ce foyer de ramollissement occupe : tout le coin, sauf une très mince bande de 2 à 3 millimètres sur la lèvre postérieure de la scissure perpendiculaire interne ; les deux tiers postérieurs des seconde et première circonvolutions temporo - occipitales, un peu plus cependant de la seconde que de la première, sauf tout à fait en arrière et en bas, un petit espace triangulaire dont la plus grande largeur atteint à peine 1 centimètre. Le ramollissement se prolonge un peu sur la face externe du lobe occipital, et le prolongement a la même situation et les mêmes dimensions que du côté gauche. La substance blanche, sous-jacente à l'écorce du coin, est également ramollie et le ramollissement pénètre aussi jusqu'à la paroi de la cavité ventriculaire.

Sur tout le reste de l'écorce cérébrale, soigneusement examinée, nous n'avons trouvé aucune lésion. Nous nous sommes particulièrement assuré de l'intégrité du pli courbe et de son lobule.

Les tubercules quadrijumeaux, les corps genouillés, les couches optiques, les bandelettes optiques, le chiasma et les nerfs optiques sont à l'état sain.

En dehors du foyer de ramollissement que nous avons décrit, nous n'avons pas constaté d'autre lésions dans l'encéphale qu'un peu d'œdème, caractérisé par l'abondance du liquide sous-arachnoïdien et la présence d'une plus grande quantité de sérosité dans les ventricules.

Nous n'avons pas besoin de faire remarquer tout l'intérêt de cette observation de M. Bouveret ; par la précision des détails, par la limitation exacte des lésions, elle apporte un sérieux appoint à l'opinion de M. Seguin.

Deuxième groupe.— Lésion d'un seul lobe occipital.— Cécité complète. — Quatre observations.

OBSERVATION XXIX (résumée)

(G. Phocas. — Soc. anat. de Paris 1882)

Femme Schmitt, 84 ans, entrée le 17 mars 1882, service de M. Quinquaud.

Tousse depuis deux ans. Depuis cinq mois, l'essoufflement a augmenté, les jambes ont enflé. Quelques démangeaisons causées par un eczéma diffusum aux cuisses et dans le dos. Jamais d'attaque.

16 avril, à midi, se trouve mal, sent une douleur très vive lui parcourir le membre supérieur droit. Elle est prise d'un vertige et perd la notion du lieu, mais la connaissance n'est pas tout à fait perdue. Pas de convulsions. Durée de l'attaque : 1 heure à peu près. A deux heures, nous la trouvons : Commissure labiale abaissée à gauche. Parole difficile. Intelligence intacte. Ne voit pas bien clair ; pendant les premiers instants de l'attaque ne voyait pas du tout. La main gauche serre moins fort que la main du côté opposé. Pas de trouble de sensibilité. — Le lendemain, faiblesse augmentée à gauche. Pas trace de contracture.

18 avril, température du membre supérieur gauche plus élevée, et coloration plus vive que celle du membre supérieur opposé, qui est décoloré et glacé. Râle trachéal.

20 avril, mort le matin.

Autopsie : Hémisphère droit : Ramollissement du lobe occipital à sa face externe. Rien à la face interne. Ce ramollissement occupe exclusivement les circonvolutions occipitales. On aperçoit aussi, sur la partie supérieure de la frontale ascendante un tout petit espace ramolli. Rien dans les noyaux centraux de l'hémisphère droit.

Cœur hypertrophié, sans lésions valvulaires. Reins de volume normal.

Il est regrettable que, dans cette observation, l'état de la vision ne soit pas mieux spécifié, et nous ne l'aurions pas utilisée, si nous n'avions pas trouvé d'autres cas analogues et si celui-ci ne trouvait pas une sorte de confirmation dans les faits qui vont suivre :

OBSERVATION XXX

Rondot (loc. cit. p. 237)

Blanchet, 85 ans, attaque d'apoplexie en décembre 87, sans

paralysie, mais avec cécité : celle-ci reste complète et définitive.

Au commencement de février 88, il est atteint sans symptômes prémonitoires, sans perte de connaissance, d'une hémiplégie gauche complète. La sensibilité est partout intacte.

Meurt le 9 février.

Autopsie : Pas trace de la moindre lésion dans l'hémisphère droit.

L'hémisphère gauche présente un petit foyer d'hémorrhagie sous-arachnoïdienne, en arrière du lobule du pli courbe, au niveau du lobe occipital et de la partie postérieure du lobe sphé-noïdal ; les méninges adhérent intimement à l'écorce sous-jacente. Le foyer de ramollissement a détruit complètement l'écorce des trois circonvolutions occipitales et celle de la partie postérieure de la 2e et 3e temporales, ainsi que les faisceaux blancs sous-jacents.

Intégrité des autres parties de l'encéphale.

Ce cas est on ne peut plus net, la cécité était complète et définitive et cependant à l'autopsie l'hémisphère droit fut trouvé sans la moindre trace de lésion.

OBSERVATION XXXI

Chauffard.—Rev. de Médecine 1888, p. 131.

J... âgé de 74 ans, atteint d'hémiplégie droite. Cette hémiplé-gie a succédé à un ictus léger avec perte passagère de connais-sance. Impuissance motrice ne tarde pas à diminuer. Pas de trouble de la sensibilité.

Le 15 septembre, après une nuit calme, le malade déclare à son réveil qu'il n'y voit pas. Cécité absolue. Absence de tout autre nouveau symptôme ; pas de recrudescence de son hémi-plégie. Le soir même, série d'attaques épileptiformes et mort.

Autopsie : Hémisphère gauche. Intégrité de l'écorce et des méninges. Hémisphère droit : vers le milieu de la 2e circonvo-lution occipitale, caillot gelée de groseille s'étale entre la pie-mère et le feuillet viscéral de l'arachnoïde : au-dessous, foyer

hémorrhagique à cheval sur les 2ᵉ et 3ᵉ circonvolutions occipitales, volume d'un gros œuf de pigeon.

Cette observation est absolument semblable à la
précédente et montre encore un exemple de cécité
complète, avec lésion d'un seul hémisphère. De plus les
circonvolutions occipitales externes sont seules intéres-
sées, il n'est fait mention d'aucune lésion du gyrus
angulaire.

OBSERVATION XXXII (résumée)

De la collection de M. le Professeur Teissier

Ant...., 68 ans, entré à l'hospice du Perron le dix-neuf mars
1885. Il y a dix-huit mois, sans prodromes, cet homme s'est
réveillé un matin complètement aveugle. Sa vue antérieure
quoique basse était très bonne. Actuellement, il distingue à peine
le jour de la nuit. L'état général est bon. Rien du côté de la
motilité ni de la sensibilité.

Juillet 85—Etat général devient mauvais : apparition de sucre
et d'albumine dans les urines. — Gâtisme.

1ᵉʳ août — Mort.

Autopsie : Méninges congestionnées, artères de la base très-
athéromateuses. A la face inférieure du lobe occipital gauche,
dépression très marquée, au niveau de laquelle la substance
grise de l'écorce a presque disparue et qui correspond à un
foyer de ramollissement ancien.

Protubérance : Sur une coupe, passant immédiatement en
arrière de l'origine apparente des trijumeaux, on trouve deux
petites cavités remplies de sérosité : l'une du volume d'une tête
d'épingle de verre, se trouve sur la ligne médiane à 4 ou 5 millimètres de la surface du plancher du quatrième ventricule ; l'autre bien plus volumineuse est placée à deux millimètres au-dessous de la précédente, à droite de la ligne médiane.

Cette dernière observation est tout aussi concluante

que les deux précédentes ; car les petites lésions trouvées dans la protubérance n'ont pu avoir aucune part dans la cécité presque complète constatée pendant la vie.

Troisième groupe. —Lésion d'un seul lobe occipital— Hémianopsie latérale et amaurose unioculaire croisée.

Quatre observations.

OBSERVATION XXXIII

Baumgarten. — Citée par Nothnagel, p. 153.

Hémiopie latérale gauche; les deux moitiés gauches du champ visuel font totalement défaut. Mort plusieurs mois après d'une affection cardiaque.

Autopsie : Vieux kyste qui occupe le lobe occipital droit, volume d'une noix. La paroi supérieure en est formée par l'ensemble des trois circonvolutions occipitales, atteintes de ramollissement jaune dans leur totalité.

C'est là un exemple très net d'une lésion occupant les circonvolutions occipitales, qui sont détruites, sans qu'il soit fait mention d'aucune altération du gyrus angulaire, et qui s'accompagnait d'une hémianopie du côté opposé.

OBSERVATION XXXIV

Dans un cas de Furstner (loc. cit. t. VIII, p. 168) cité par Nothnagel, p. 359, accompagné du même trouble de la vue du côté gauche (amblyopie unioculaire) on trouve que sur tout le lobe postérieur droit, l'écorce presque partout se détache avec la pie-mère : l'adhérence est des plus intimes dans le territoire des première et deuxième circonvolutions occipitales et du coln. L'écorce elle-même est transformée en une bouillie, lie de vin.

OBSERVATION XXXV

Autre cas de Furstner cité par Nothnagel.—Trouble unilatéral consistant en amblyopie unioculaire de l'œil gauche.

Autopsie : Du côté droit du cerveau, on trouve un ramollissement atteignant le tiers inférieur de la frontale ascendante ; la commissure inférieure de la frontale ascendante et de la pariétale ascendante ; le lobule pariétal inférieur ; le coin ; la première occipitale ; les deuxième et troisième temporales.

Dans ces deux observations de Furstner, il est fait mention d'une lésion intéressant à la fois le cunéus et les circonvolutions occipitales. Au lieu d'hémianopsie, il s'agissait d'amblyopie unioculaire croisée. Faudrait-il en conclure que cette dernière affection est sous la dépendance d'une lésion simultanée du cunéus et des circonvolutions occipitales, tandis que l'hémianopsie latérale vraie, dépendrait d'une lésion limitée, soit à l'un soit à l'autre de ces points? Les cas cités sont trop peu nombreux pour pouvoir trancher cette question.

OBSERVATION XXXVI

Rondot.— Gaz. hebd. des sciences méd. de Bordeaux 1888, p. 196.

Avril Marg., 84 ans, présente à la fin de novembre 82 de la

---

(1) Nothnagel. — Traité clinique du diagnostic des maladies de l'encéphale. Traduct. de Kéraval. Paris, 1885.

fièvre, de l'abattement. Le 6 décembre, se plaint d'un grand affaiblissement de la vue; on constate que la perception visuelle est complètement abolie dans l'œil droit dont les milieux ne sont pas altérés. A gauche, la vision permet de reconnaître tous les objets, dans tous les points du champ visuel.

Amélioration des symptômes généraux. Puis, formation d'une eschare au sacrum et d'une autre plaque sombre indiquant un début de mortification sur le genou gauche.

Succombe aux suites d'une pneumonie gangréneuse, sans présenter de phénomène nouveau.

Autopsie : Artères de la base très-athéromateuses. A la face interne de la partie postérieure de l'hémisphère gauche, foyer de ramollissement jaune, situé sur la moitié antérieure du coin et empiétant de 4 à 5 milimètres sur la partie du lobe carré qui lui est contiguë. Ce foyer se prolonge sur la face convexe dans une étendue de un demi-centimètre environ.

Le reste de l'encéphale ne présente aucune lésion.

En définitive, les observations que nous venons de relater ne sont pas, pour le plus grand nombre, en faveur de l'opinion de M. Seguin, en ce qui concerne la limitation du centre visuel dans le gyrus angulaire seul.

Trois observations seulement nous ont offert une lésion du gyrus angulaire ou cunéus : celle de M. Bouveret qui présente une double lésion des deux coins, se traduisant par une double hémianopsie ou cécité complète ; une de Rondot (obs. XXXI) enfin celle de Furstner (obs. XXXV) mais dans cette dernière, les lésions étaient fort étendues et comprenaient, outre le *cunéus*, la première circonvolution occipitale.

A côté de ces observations, nous en avons vu d'autres, dans lesquelles le trouble visuel étant indiscutable, on trouvait les circonvolutions occipitales de la face externe seules atteintes, sans participation du gyrus angulaire.

Les conclusions, qui, au contraire, se dégagent pour nous de notre étude, cadrent complétement avec celles dont M. Rondot fait suivre ses observations , dans la *Gazette hebdomadaire des sciences médicales de Bordeaux. n° du 20 mai 1888.*

Voici les conclusions de M. Rondot et les nôtres :

« 1° Il existe, chez l'homme, deux territoires de l'écorce du cerveau plus particuliérement dévolus aux perceptions visuelles :

A. — La zone externe comprend comme centre intensif la première et la deuxième circonvolutions occipitales; le pli courbe et le lobule du pli courbe lui appartiennent chez un certain nombre de sujets.

B. — La zone interne est représentée par le coin et peut-être par le pied de la deuxiéme temporale adjacente.

2° Les lésions qui détruisent ces deux zones opto-corticales dans un seul hémisphére, déterminent, le plus habituellement, l'hémianopsie latérale du côté opposé, mais peuvent également provoquer l'apparition d'une amaurose unioculaire croisée (observations du *troisiéme groupe*).

3° Ces symptòmes peuvent se présenter avec les altérations limitées à l'écorce des deux zones précitées, aussi bien qu'avec des foyers du centre ovale, interrompant la continuité des faisceaux optiques, qui se rendent aux mêmes zones.

4° Les lésions bilatérales des sphéres visuelles internes et externes, s'accompagnent, le plus souvent, de cécité subite et complète (observations du *premier groupe*)

5° Mais l'abolition totale de la vision s'est rencontrée plusieurs fois, quand les foyers morbides n'intéressaient qu'un seul hémisphère (observations du *deuxième groupe*);

6° Un certain nombre de faits démontrent que toutes ces lésions destructives des zones opto-corticales, et des faisceaux blancs sous-jacents, n'entraînent pas constamment des phénomènes anormaux du côté de la vue et peuvent demeurer *latentes*. »

Quelles conclusions tirerons-nous, d'autre part, de cette longue étude des troubles visuels, au point de vue spécial, qui fait l'objet de notre thèse, du diagnostic des lésions des lobes occipitaux.

Les voici :

1° Dans tous les cas où on observera :

Soit la cécité absolue ;

Soit l'hémianopsie latérale :

Soit l'amaurose ou l'amblyophie unioculaire,

et que l'examen ophtalmoscopique ne révélera aucune altération des milieux transparents et du fond de l'œil, on diagnostiquera une lésion des lobes occipitaux.

2° Si la cécité est complète, les deux lobes sont *probablement* touchés, nous disons probablement, puisque les observations du deuxième groupe nous ont montré que la cécité des deux yeux pouvait exister avec une lésion d'un seul lobe occipital ;

3° S'il y a hémianopsie latérale ou amblyopie unioculaire, il y a lésion du lobe occipital du côté opposé au champ visuel disparu, ou à l'œil atteint d'amblyopie.

CONCLUSIONS GÉNÉRALES

1e Un seul signe *positif*, permet d'affirmer l'existence d'une lésion des lobes occipitaux, c'est, après constatation de l'intégrité des milieux transparents et du fond de l'œil, une *hémianopsie latérale*, ou bien une *amaurose* ou *amblyopie unioculaire*.

2e L'hémiplégie *transitoire*, sans contractures ;

Les troubles *passagers* de la sensibilité générale ;

L'eschare fessière ou l'œdème vaso-moteur, quand ils sont réunis, sont des signes de *présomption*, jamais de certitude.

3e Les lésions des lobes occipitaux restent souvent *latentes*, et ne se manifestent pendant la vie, par aucun phénomène morbide, qui permette de les soupçonner.

VU BON A IMPRIMER :

Le Président de la Thèse,

J. TEISSIER.

Vu : *Le Doyen*,
LORTET.

PERMIS D'IMPRIMER :

Le Recteur,

EM. CHARLES

Bourgoin. — Imprimerie RABILLOUD, rue St-Antoine.